AF232409

DU

PANSEMENT DE LISTER

PAR

LE Dr P. AUBERT

Chirurgien en chef désigné de l'Antiquaille.

———

Note lue à la Société des Sciences médicales de Lyon

(Séance du 11 août 1875)

LYON

ASSOCIATION TYPOGRAPHIQUE

C. RIOTOR, rue de la Barre, 12.

—

1875

(Extrait du Lyon Médical).

DU

PANSEMENT DE LISTER

Si j'ai demandé à prendre la parole sur le pansement de
Lister, ce n'est certainement pas que j'aie l'espoir de rien
dire de nouveau sur ce sujet qui a déjà été exposé et décrit
plusieurs fois dans les publications françaises (1). J'avoue
cependant que, moi aussi, comme vous avez tous pu le faire,
j'avais lu ces descriptions sans en ressentir d'autre impression que celle que l'on éprouve en présence de quelque idée
originale et qui frappe tout d'abord par sa singularité plus
que par son importance. Mon impression a été tout autre
lorsque j'ai pu voir le pansement de Lister largement
appliqué et que j'en ai observé les résultats; et j'ai pensé
que vous trouveriez aussi quelque différence entre lire une
description et entendre quelqu'un qui a vu par lui-même.
J'espérais encore que la présentation des différents objets qui
servent à ce pansement, et que j'ai rapportés de la fabrique
internationale de Schaffouse, offrirait pour vous quelque
intérêt.

(1) Nous signalerons surtout l'excellent article d'Ernest Labbée dans le
Journal de thérapeutique de Gubler, n° 2, 25 janvier 1875.

Les pansements sont, en raison de leur importance et de leur application incessante, une des choses que j'ai observées avec le plus de soin et d'intérêt dans mon récent voyage en Allemagne.

Je comptais rencontrer la variété la plus grande, j'ai trouvé au contraire une remarquable uniformité, non cette uniformité qui résulte de l'extension générale de vieilles habitudes, mais l'uniformité dans l'emploi d'un moyen récent quoique déjà largement expérimenté.

Le pansement de Lister est en effet non pas le seul employé, mais de beaucoup le plus répandu en Allemagne, où il tend à se répandre plus encore, et en l'adoptant, beaucoup d'hommes éminents ont dû renoncer à leurs habitudes et à leur ancienne manière de faire. Lorsqu'on voit des hommes tels que Langenbeck, Bardeleben, Nusbaum, etc., adopter un pansement nouveau, venu de l'étranger; le conserver après un temps d'expérience déjà long et s'en applaudir, il y a là quelque chose qui frappe et qui prouve que ce pansement, sans vouloir le proclamer seul applicable et supérieur à tout, mérite au moins d'être examiné et essayé sérieusement.

Telle est l'impression que j'avais ressentie, impression dont j'ai fait part à ceux de mes collègues des hôpitaux que leur position dans de grands services chirurgicaux met le mieux à même d'appliquer cette méthode et d'en apprécier la valeur. C'est depuis lors que ce pansement a été employé à Lyon d'une manière un peu suivie, et le remarquable succès qu'il vient de donner à M. Létiévant dans le cas qui vous été présenté est encourageant pour l'avenir de la méthode de Lister dans nos hôpitaux.

J'arrive maintenant à la description du pansement de

Lister, pansement qui comprend la préparation, l'opération, le pansement proprement dit (1).

1° *Préparation du malade, du chirurgien, des aides, des instruments*. — Toute la région sur laquelle on doit opérer doit être lavée avec le plus grand soin. Nous avons vu à la clinique de Langenbeck une opération de cancer, de l'extrémité supérieure du péroné, à laquelle Lister assistait ; toute la surface fut lavée d'abord avec de l'eau et du savon, puis avec une solution phéniquée à 5 °/₀. Ces soins préalables sont surtout indispensables lorsque, au lieu d'agir sur une surface saine, on opère sur une surface ulcérée et plus ou moins putride.

Les mains du chirurgien et des élèves doivent être également d'une extrême propreté, savonnées, brossées, puis lavées à l'eau phéniquée. Il y a à la clinique de Langenbeck une brosse à ongles dont on se sert fort activement.

Pour le lavage des mains on emploie habituellement la solution à 5 °/₀, mais les épidermes susceptibles peuvent user d'une solution plus faible et moins irritante. Tous les instruments sont plongés également dans une solution phéniquée, d'où on les retire au moment de s'en servir ; Lister recommande même de baigner dans l'huile phéniquée au dixième les pinces à os et les scies que leurs anfractuosités rendent plus suspectes.

2° *Opération*. — Tout étant ainsi disposé et la compression d'Esmarch qui, indépendamment de ses autres avantages,

---

(1) On trouvera à la fin de cet article, dans le paragraphe consacré aux agents et aux formules du pansement de Lister, l'explication des termes spéciaux dont le sens serait obscur.

donne une surface d'opération plus accessible à l'action des antiseptiques, étant appliquée toutes les fois qu'elle est possible, on procède à l'opération.

Cette opération se pratique suivant les règles ordinaires pour chaque cas, mais avec une série de précautions qui lui impriment un caractère tout spécial. Pendant toute sa durée, les mains du chirurgien et des aides, la région sur laquelle on agit, tout le champ opératoire, en un mot, sont plongés dans une atmosphère phéniquée obtenue par la pulvérisation d'une solution à 2,5 °/₀. Il faut en général deux bons pulvérisateurs, quelquefois trois pour obtenir un nuage d'une étendue suffisante.

Lorsqu'on veut étancher le sang, on se sert, soit d'éponges, soit plutôt de linges ou de brosses douces, et d'une solution phéniquée plus faible à 1 pour 300.

L'hémostase doit être minutieuse, de façon à éviter autant que possible la présence à la surface ou entre les lèvres de la plaie de caillots pouvant se décomposer. Toutes les ligatures sont faites avec le *catgut* susceptible de se résorber dans l'épaisseur des tissus, ce qui permet de poser des ligatures perdues.

A ce moment, selon la nature de la plaie, on fait le pansement à plat ou la suture. Cette suture se pratique, soit avec le *catgut*, soit avec des fils de soie phéniqués. En règle générale, on ne fait pas une suture totale, mais on place aux deux angles de la plaie des bouts de drains préalablement macérés daus l'eau phéniquée; ces bouts de drains ne doivent pas s'enfoncer beaucoup dans la profondeur de la plaie, et leur extrémité externe *doit à peine dépasser la surface de celle-ci*. Un drain trop long dont les extrémités iraient s'étendre au dehors soustrairait à l'action du pansement et des antiseptiques les liquides sécrétés et en permettraient l'altération.

3° A ce moment l'opération étant pratiquée, l'hémostase complète, les sutures posées ou non, selon le cas, on applique le pansement. Immédiatement à la surface on place le silk protecteur de Lister, espèce de taffetas gommé souple et mince, préalablement trempé dans une solution phéniquée à 2,5 %.

Une précaution importante dans l'application du silk est que ses bords dépassent de très-peu, un centimètre environ, les bords de la plaie; deux fois, à la clinique de Bardeleben et à celle de Langenbeck, nous avons vu Lister, qui se trouvait alors à Berlin, enlever un morceau de silk qui dépassait trop largement la plaie et la réduire aux proportions convenables. Appliqué ainsi, le silk a deux avantages très-grands, étant un tissu non collant, il ne salit nullement la plaie et empêche l'adhésion de toutes les autres pièces du pansement, et en permet le détachement facile pour les pansements ultérieurs. De plus, les liquides sécrétés glissent à sa face profonde, et en arrivant sur ses bords sont aussitôt en contact avec le pansement antiseptique. Une pièce de silk trop large ne protégerait pas mieux la plaie contre le contact parfois irritant de l'acide phénique et empêcherait l'action antiseptique de s'exercer aussi immédiatement sur les sécrétions. Au-dessus du silk on applique un nombre variable de couches de gaze antiseptique sèche ou mouillée, puis sur ces couches une toile imperméable (mackintosh de Lister); puis de nouvelles couches de gaze antiseptique que l'on fixe avec des bandes de la même substance. La toile imperméable a pour but, soit d'empêcher l'évaporation de l'acide phénique, soit de forcer les sécrétions de la plaie à s'infiltrer complètement dans le pansement antiseptique. Les couches extérieures de gaze achèvent d'absorber ce qui aurait pu dépasser les bords du mackintosh. A l'inverse du silk toutes ces couches de gaze doivent depasser très-largement les limites de la plaie.

C'est seulement à la fin du pansement et lorsque la plaie est déjà recouverte de la gaze que l'on cesse de faire fonctionner les pulvérisateurs.

Lorsque la plaie n'est pas tout à fait récente et n'est point irritée on peut appliquer directement à sa surface la gaze antiseptique. Lister agit souvent ainsi. Mais une pareille manière de faire n'est guère possible lorsque à la gaze de Lister on substitue des compresses imprégnées d'eau phéniquée.

Le renouvellement du pansement n'est pas soumis à des règles fixes, il s'effectue plutôt rarement toutes les ving-quatre heures les premiers jours, puis tous les trois ou quatre jours seulement. S'il y a un peu d'odeur ou si la surface en est salie, il faut le renouveler de suite. Ces pansements ultérieurs, depuis le moment où l'on touche à l'ancien appareil jusqu'à celui où le nouveau est appliqué, se font toujours dans une atmosphère d'eau phéniquée pulvérisée.

Modifications du pansement de Lister. — Le pansement que nous venons de décrire est celui qui s'applique à la généralité des cas et qui convient surtout aux plaies récentes, à celles que le traumatisme ou le chirurgien vient de produire, et qui n'ayant encore subi ni suppuration ni altération quelconque, méritent, comme le fait Lister, d'être appelées aseptiques.

Pour les plaies également aseptiques, mais très-superficielles, telles que les excoriations et brûlures, Lister emploie volontiers le tissu charpie anglais ou lint imprégné d'un antiseptique moins puissant et non volatil, l'acide borique.

Pour les plaies septiques, c'est-à-dire pour celles qui ont déjà suppuré ou subi une altération putride quelconque, les lotions, le drainage, les débridements doivent être employés avant le pansement usuel ou en même temps que lui.

Dans les plaies septiques qui communiquent avec une cavité naturelle, Lister préconise un attouchement avec une solution de chlorure de zinc au douzième. Cette solution produit une eschare mince superficielle, peu susceptible d'altération putride.

Ces modifications, applicables à quelques cas, ne sont pas les seules dont la méthode de Lister soit susceptible, il faut en effet distinguer dans cette méthode le principe et les moyens d'application. Le principe est d'appliquer au blessé et à *tout* ce qui le touche une propreté minutieuse et un agent antiseptique efficace. Lister, qui a fait de cette question l'étude de toute sa vie, a créé un matériel complet pour réaliser avec toute la perfection possible l'idée qu'il poursuit; mais on conçoit que d'autres agents puissent être employés, à condition que le mode d'emploi reste sensiblement le même. Ainsi, à Leipsig, on emploie actuellement de préférence les solutions d'acide salicylique; à Venise, nous avons vu le professeur Minnich se servir des solutions de sulfites alcalins préconisées par Polli. Au silk spécial de Lister, on peut substituer le taffetas gommé ordinaire, la baudruche de gutta-percha, le papier huilé ou verni (firnisspapier) d'Esmarch. Un tissu souple et imperméable quelconque peut prendre la place du mackintosh.

Quant à la gaze antiseptique, on a essayé dans plusieurs hôpitaux de la remplacer par les compresses et les linges ordinaires préalablement macérés dans une solution phéniquée à 2,5 ou 3 % ; c'est ainsi qu'agit Bardeleben pour utiliser le matériel déjà existant de l'hôpital et éviter les frais d'acquisition de la gaze antiseptique. Les chirurgiens que les circonstances ou la nécessité ont obligé à proposer et essayer ces variantes, qui ne touchent en rien au principe de la méthode, ne se louent pas moins beaucoup des heureux résultats que leur donne le pansement de Lister ainsi modifié.

En résumé, nous croyons qu'il est préférable de se servir du matériel créé par Lister, et que la fabrique internationale de Schaffouse prépare avec une grande perfection, mais que, même avec des agents moins parfaits ou différents on peut avoir dans une large mesure le bénéfice de la méthode. D'ailleurs, ne pouvons-nous pas fabriquer nous-mêmes les pièces de ce pansement, et Tarare ne peut-il fournir abon-damment à Lyon les éléments de la mousseline ou gaze anti-septique ?

Avantages et effets du pansement de Lister. — Nous avons été frappé du bon état des plaies traitées par la mé-thode de Lister, et nous avons trouvé exactes les assertions du chirurgien d'Édimbourg, qui affirme qu'une plaie pansée dès le début par sa méthode ne sécrète pas de pus et ne se recouvre pas de bourgeons charnus, mais offre une surface lisse d'où suinte un suc dépourvu d'odeur, et se font remar-quer par la facilité et la rapidité de la cicatrisation et de la réunion.

Le témoignage des chirurgiens allemands qui emploient la méthode de Lister et que nous avons interrogé à cet égard, a été unanime, tous reconnaissent l'extrême rareté des com-plications nosocomiales, la bonne marche des plaies et l'abais-sement de la mortalité depuis l'emploi du pansement de Lister. Nous en citerons un trait caractéristique : A Munich, dans le service de Nusbaum, il existe autour de l'hôpital des hangars largement ouverts où se trouvent quelques lits de blessés. Autrefois il était fréquent de placer dans ces lits, au moins pendant l'été, les malades qui avaient subi quelque traumatisme ou opération grave, pour les soustraire à l'infection purulente qui sévissait dans les salles ; mais cette précaution est devenue inutile. L'infection purulente et l'érysipèle ont disparu des salles depuis l'introduction du pansement de Lister. Nous devons dire que Nusbaum applique ce pansement dans toute sa rigueur à toutes les plaies de son service et avec tout le matériel de Lister.

Tels sont les faits dont nous avons été témoin, telle est l'impression que nous avons ressentie en voyant dans de grands services chirurgicaux l'application de la méthode de Lister ; nous nous estimerons heureux d'avoir pu non point faire connaître à Lyon, mais faire appliquer ce pansement qui n'y était pas employé, et dont les résultats nous ont paru bien supérieurs à tout ce que nous avions observé jusqu'ici après l'emploi des autres méthodes de pansement.

AGENTS ET FORMULES DU PANSEMENT DE LISTER.

1° *Solutions aqueuses.*

Solution n° 1 à 5 % pour laver les mains du chirurgien et des aides, la région sur laquelle on doit opérer ; pour laver et faire baigner tous les instruments destinés à l'opération, bistouris, ciseaux, drains, etc.

Solution n° 2 à 2,5 %, servant à produire le nuage artificiel pulvérisé.

Solution n° 3 à 1 pour 300 destinée à la lotion des plaies sur lesquelles on craint une stimulation trop vive.

2° *Solutions huileuses.*

Solution au 5ᵉ pour faire macérer pendant deux mois les étroites lanières de baudruche ou minces cordes à boyau qui constitueront le fil à ligature antiseptique ou catgut. La solution huileuse destinée à cet usage se prépare en faisant dissoudre d'abord l'acide phénique dans un poids égal d'eau, puis alors seulement on ajoute cinq parties d'huile d'olive et on mélange exactement. Il faut une macération de plusieurs semaines et même plusieurs mois pour obtenir un bon fil.

Solution au 10ᵉ pour plonger les scies et les pinces à os que leurs anfractuosités nombreuses rendent plus suspectes. La même solution peut être employée en pansement dans les ulcères putrilagineux.

Solution au 20ᵉ.

Solution au 40ᵉ ou au 50ᵉ pour huiler les sondes, les doigts de l'accoucheur, etc.

3° *Gaze antiseptique, mousseline ou gaze de coton.*

Gaze de coton ordinaire nullement apprêtée ni amidonnée que l'on trempe dans le mélange suivant en fusion :

Acide phénique...........	1
Résine ordinaire..........	5
Paraffine.................	7

On soumet la gaze ainsi préparée à l'action de la presse hydraulique et on la laisse sécher. Cette gaze sert pour les pansements habituels.

4° *Fils pour les sutures et les ligatures.*

Catgut déjà signalé à propos des solutions huileuses. Ce catgut reste toujours plongé dans l'huile phéniquée.

Fil ou cordonnet de soie ordinaire trempé dans le mélange suivant en fusion :

Acide phénique........... 1
Cire vierge 8

5° *Silk protective.*

Taffetas gommé plus mince et plus souple que notre taffetas ordinaire et recouvert de plus du mélange suivant :

Acide phénique........... 10
Dextrine................. 7
Empois................. 2

Ce taffetas est en outre trempé dans la solution aqueuse à 2,5 % avant d'être appliqué sur la plaie.

6° *Mackintosh.*

Taffetas ou toile cirée mince, souple et imperméable que l'on place entre les couches de gaze antiseptique.

Indépendamment des agents précédents qui servent dans l'immense majorité des cas, Lister a proposé pour quelques cas spéciaux d'autres agents que l'acide phénique.

Solution d'acide borique à 3 ou 5 % pouvant remplacer les solutions aqueuses d'acide phénique pour le lavage des plaies et la pulvérisation.

Lint borique ou lint anglais ordinaire trempé dans une solution saturée et bouillante d'acide borique. Cet acide étant beaucoup plus soluble à chaud qu'à froid, le linge reste imprégné d'une grande quantité d'acide borique. — Pour le pansement des plaies superficielles et des brûlures.

Solution aqueuse de chlorure de zinc au 12e, exceptionnellement employé par Lister pour toucher la surface des ulcères putrides, des plaies septiques en communication avec une cavité naturelle.

Solutions de Thiersch à l'acide salicylique :

Solution forte pour les plaies putrides :

> Acide salicylique.......... 1
> Phosphate de soude....... 3
> Eau.................... 50

Solution normale pour opérations chirurgicales (pulvérisation et pansement) :

> Acide salicylique 1
> Eau.................... 300

Solutions huileuses diverses pouvant remplir le même rôle que les solutions phéniquées huileuses de Lister.